Pallavi Ammu Thomas

Chaves comportamentais para parar de fumar: guia para parar de fumar

AF376973

Pallavi Ammu Thomas

Chaves comportamentais para parar de fumar: guia para parar de fumar

Avanço comportamental: superando o vício do tabaco

ScienciaScripts

Imprint

Any brand names and product names mentioned in this book are subject to trademark, brand or patent protection and are trademarks or registered trademarks of their respective holders. The use of brand names, product names, common names, trade names, product descriptions etc. even without a particular marking in this work is in no way to be construed to mean that such names may be regarded as unrestricted in respect of trademark and brand protection legislation and could thus be used by anyone.

Cover image: www.ingimage.com

This book is a translation from the original published under ISBN 978-620-7-80882-3.

Publisher:
Sciencia Scripts
is a trademark of
Dodo Books Indian Ocean Ltd. and OmniScriptum S.R.L publishing group

120 High Road, East Finchley, London, N2 9ED, United Kingdom
Str. Armeneasca 28/1, office 1, Chisinau MD-2012, Republic of Moldova, Europe
Printed at: see last page
ISBN: 978-620-7-94290-9

Copyright © Pallavi Ammu Thomas
Copyright © 2024 Dodo Books Indian Ocean Ltd. and OmniScriptum S.R.L publishing group

Índice

<u>**Terapia comportamental e tratamentos não medicamentosos para promover a cessação tabágica**</u>

O aconselhamento dos fumadores por um médico ou por outros profissionais de saúde com formação é uma componente essencial da cessação tabágica. Os programas de terapia comportamental revelaram-se eficazes em termos de aconselhamento e tratamento não farmacológico, devendo também ser utilizados em mulheres grávidas. As campanhas nos meios de comunicação social atingem segmentos maiores da população, mas diferem muito em termos de eficácia, e o custo financeiro dos gastos com os meios de comunicação social pode ser considerável. Para além das técnicas utilizadas em todo o mundo, em que a educação dos doentes é combinada principalmente com a abordagem farmacológica, foi aplicada uma vasta gama de métodos de aconselhamento, que vão desde o aconselhamento médico até aos programas de retirada psicológica, como os utilizados noutras formas de dependência. A avaliação científica destas técnicas só é possível se as mesmas obedecerem a normas definidas. Por conseguinte, a técnica utilizada deve também ser cientificamente justificada ou justificável e o sucesso do tratamento deve ser quantificável através da medição dos marcadores bioquímicos (por exemplo, o CO no ar expirado ou, de preferência, os níveis de cotinina no plasma, na urina ou na saliva). Além disso, a definição consensual de cessação é a de que o fumador se mantém abstinente durante, pelo menos, 6 ou, de preferência, 12 meses após o início do tratamento, ou seja, o ex-fumador já não deve fumar qualquer cigarro.

Um pré-requisito para qualquer intervenção destinada a promover a cessação tabágica é o desenvolvimento de uma forte determinação em deixar de fumar, o que pode levar várias semanas até que estes processos contemplativos possam ser transpostos para uma realidade prática.[1]

INTERVENÇÕES DE CESSAÇÃO DO TABAGISMO DIRIGIDAS A INDIVÍDUOS

As intervenções para deixar de fumar a nível individual podem ser descritas em termos gerais como: Farmacológicas, não-farmacológicas ou combinações das duas.

Intervenções farmacológicas

As intervenções farmacológicas incluem produtos de substituição da nicotina de venda livre, como adesivos, gomas, sprays nasais, inaladores ou pastilhas de nicotina. Os medicamentos não prescritos para a nicotina incluem antidepressivos, como a bupropiona e a nortriptilina, agonistas parciais do recetor da nicotina, como a vareniclina e a cisticina, e antagonistas dos opiáceos, como a naloxona e a naltrexona.[2] Pensa-se que estas intervenções bloqueiam ou atenuam os efeitos no seu recetor, aliviam a abstinência e substituem os efeitos da nicotina.[3]

Os produtos de substituição da nicotina e os antidepressivos ajudam a deixar de fumar. Dos agonistas parciais dos receptores de nicotina, a vareniclina parece ter atualmente melhores taxas de cessação do que a cisticina. As provas não sugerem que os antagonistas opiáceos ajudem as pessoas a deixar de fumar. Os efeitos adversos da utilização de produtos de substituição da nicotina podem envolver a irritação da pele com os adesivos e a irritação no interior da boca com as pastilhas e os comprimidos. Os riscos de efeitos adversos decorrentes da utilização de medicamentos não nicotínicos são pequenos, mas existe um risco conhecido de convulsões (cerca de 1 por 1000 utilizadores) com a bupropiona.[4]

Intervenções não-farmacológicas

As intervenções não farmacológicas incluem o aconselhamento, o aconselhamento e as terapias comportamentais. Estas intervenções podem ser feitas presencialmente, em grupos, por exemplo, através da Internet ou de telemóveis. As linhas telefónicas para deixar de fumar oferecem frequentemente aconselhamento para ajudar as pessoas a deixarem de fumar . As intervenções baseadas no modelo das "fases de mudança" sugerido por Prochaska parecem ser tão eficazes como as intervenções semelhantes, não baseadas em fases, por exemplo, materiais de autoajuda e aconselhamento . A entrevista motivacional é uma intervenção psicoterapêutica breve destinada a ajudar as pessoas a mudar comportamentos prejudiciais. Pode ajudar as pessoas a deixar de fumar, embora tenha havido uma variação considerável na forma como a intervenção foi efectuada.[5]

O primeiro passo para tratar o consumo e a dependência do tabaco é identificar os consumidores de tabaco. O rastreio do consumo atual ou passado de tabaco resultará em quatro respostas possíveis:

1. O doente consome tabaco e está agora disposto a fazer uma tentativa para deixar de o fazer.

2. O doente consome tabaco mas não está disposto a tentar deixar de o fazer.

3. O doente já consumiu tabaco, mas deixou de o fazer.

4. O doente nunca consumiu tabaco regularmente.

Podem ser sugeridas várias estratégias comportamentais para lidar com os factores desencadeantes e as situações de alto risco. Idealmente, o doente deve sugerir as suas próprias alternativas e actividades de substituição.[1]

PROCESSO DE CESSAÇÃO - ESTRATÉGIAS DE INTERVENÇÃO - A ABORDAGEM DOS 5A'S

Para dar ao indivíduo a melhor hipótese de ter um futuro de sucesso, é crucial que ele abandone o hábito do tabaco antes de desenvolver as doenças. No entanto, é sempre preferível que as pessoas não iniciem este hábito mortal. Se começarem, os prestadores de cuidados de saúde devem tentar motivar uma mudança. Os 5A's são o quadro baseado em provas para estruturar a cessação tabágica no contexto dos casos de saúde. (Figura-1) Os Cinco A's (Perguntar, Aconselhar, Avaliar, Ajudar e Organizar) são uma ferramenta de aconselhamento de cinco a quinze minutos baseada em investigação que provou ser bem sucedida.

1. Ask	The Five A's for providers to use as a counseling tool: *After the Behavioral Change Model has been assessed to determine a patient's willingness to quit, the health care provider should apply the Five A's to assist his/her client in staying tobacco free.*
2. Advise	
3. Assess	
4. Assist	
5. Arrange	

FIGURA- 1 Os 5A's

Etapa 1: PERGUNTAR

ASK - Identificar sistematicamente todos os consumidores de tabaco em cada consulta. Deve ser introduzido no sistema que cada paciente/cliente, em cada consulta clínica, seja questionado e documentado sobre o estado de consumo de tabaco

Etapa 2: Aconselhar

"Exortar vivamente todos os utilizadores de tabaco a deixarem de fumar"

É preciso ter conselhos:

Mensagem clara:

"Penso que é importante que deixe de fumar agora e eu posso ajudá-lo. Cortar o tabaco enquanto está doente não é suficiente".

Mensagem forte: "Como seu médico, tenho de a aconselhar a deixar de fumar tabaco sem combustão é a coisa mais importante que pode fazer pela sua saúde e pela saúde do seu bebé." (A sua saúde agora e no futuro).

O pessoal da clínica e eu ajudamo-lo". Mensagem personalizada: Associar o consumo de tabaco à saúde/doença atual e/ou ao seu custo social e económico, ao nível de motivação/preparação para deixar de fumar e/ou ao impacto do consumo de tabaco nos filhos e noutros membros da família.[6]

Quando se está a aconselhar um cliente, as perguntas mais frequentes são:

1. Por que razão devo deixar de consumir tabaco?

2. Qual é a primeira coisa que tenho de fazer quando decidir deixar de fumar?

3. Qual é o medicamento mais adequado para mim?

4. Como é que me vou sentir quando deixar de fumar?

   - Irei ganhar peso?

5. Que tipo de actividades posso fazer quando sinto vontade de começar a fumar?

6. Gosto de fumar quando bebo.

   - Terei de desistir de ambos?

7 Já tentei deixar de fumar antes e não resultou.

   - O que é que eu posso fazer?

BENEFITS OF QUITTING
It is important to tell the client what are benefit of quitting.
From the moment you finish smoking it only takes 20 minutes for your body to start undergoing beneficial changes (This is helpful while giving individual or group counseling)
20 Minutes:
Blood Pressure drops to normal
Pulse rate drops to normal
Temperature of hands and feet increases to normal
8 Hours:
Carbon-Monoxide level in blood drops to normal
Oxygen level in blood increases to normal
24 Hours:
Chance of heart attack decreases
48 Hours:
Nerve endings start re-growing
Ability to smell and taste is enhanced
2 Weeks to 3 Months:
Circulation improves
Lung function increases up to 30%
1- 9 Months:
Coughing, sinus congestion, fatigue and shortness of breath decrease
Cilia re-grow in lings, increasing ability to handle mucus, clean the lungs, reduce infection
1 Year:
Risk of coronary heart disease is half that of a smoker

FIGURA- 2 Os vários benefícios de deixar de fumar

É sempre melhor que, enquanto estiver a aconselhar, fale dos benefícios de deixar de fumar. (Figura-

2)

Etapa 3: AVALIAÇÃO

Avaliar: Determinar a vontade de fazer uma tentativa de deixar de fumar. Para poder ajudar um cliente a deixar de fumar, é necessário avaliar a vontade do cliente de se comprometer com esta mudança. Pergunte a todos os utilizadores de tabaco se estão dispostos a fazer uma tentativa de deixar de fumar neste momento (por exemplo, nos próximos 30 dias). Segue-se um fluxograma (Figura 3) para o ajudar a determinar a situação do seu cliente.

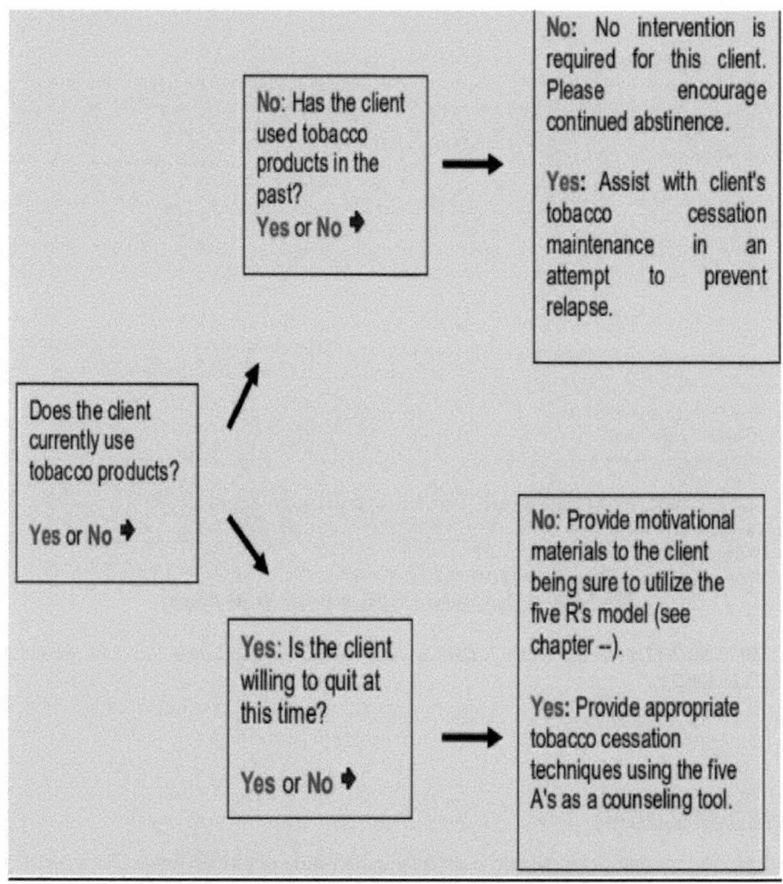

FIGURA-3 Fluxograma que ajuda a avaliar o cliente

O modelo das fases de prontidão para a mudança é um modelo valioso para avaliar a prontidão de uma pessoa para mudar uma variedade de comportamentos. A cessação é explicada como um processo, e não como um evento único e discreto, e os utilizadores de tabaco passam pelas fases de preparação, abandono e recaída, em média três a quatro vezes, antes de alcançarem o sucesso a longo prazo. Os utilizadores de tabaco estarão em diferentes fases de prontidão quando o prestador de cuidados de saúde os vir em alturas diferentes, pelo que a prontidão tem de ser constantemente reavaliada.[7]

As fases podem ser :

i) Não está pronto (Pré-Contemplação) ii) Não tem a certeza (Contemplação) iii) Pronto (Preparação)

iv) Ação, v) Manutenção (Figura-4)

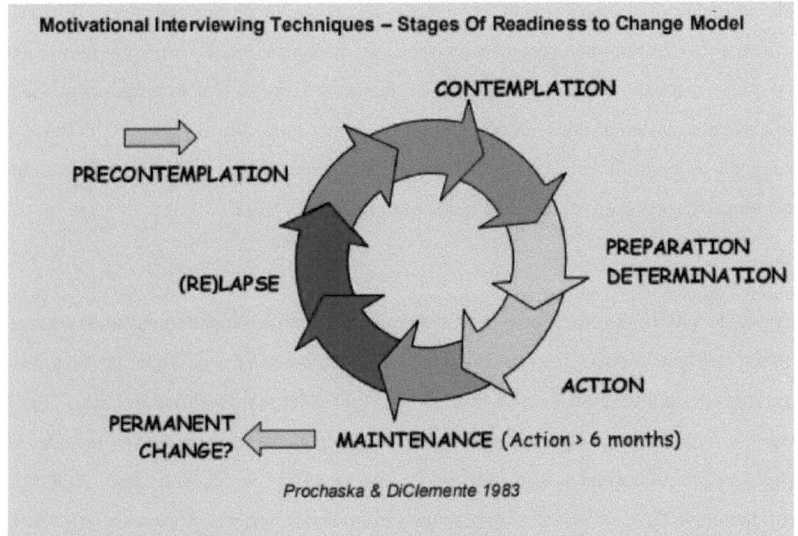

FIGURA-4 Técnicas de Entrevista Motivacional - Modelo das Fases de Prontidão para a Mudança

Não está pronto (Pré-contemplação)

Estes consumidores de tabaco não estão a pensar seriamente em deixar de fumar nos próximos 6 meses. Geralmente, vêem os aspectos positivos do tabaco e não gostam de reconhecer as desvantagens ou foram desencorajados pelo fracasso de tentativas anteriores de deixar de fumar. Encoraje-os a refletir sobre o seu consumo de tabaco e convide-os a pedir ajuda. Ofereça-lhes as informações escritas.

Incerto (Contemplação)

Estes utilizadores de tabaco estão a pensar seriamente em deixar de fumar nos próximos 6 meses. Este grupo é particularmente suscetível de uma breve entrevista motivacional. Explorar os efeitos relevantes do consumo de tabaco para a saúde e os obstáculos à cessação. Descubra outros problemas de saúde física e mental relevantes e ofereça-lhes ajuda da sua parte. Forneça-lhes informações escritas e informe-os sobre os serviços de apoio.

Pronto (Preparação)

Estes utilizadores de tabaco estão a planear deixar de fumar nos próximos 30 dias e, normalmente, fizeram uma tentativa de deixar de fumar durante 24 horas no último ano. Este grupo está motivado para deixar de fumar em breve e é o grupo com maior probabilidade de tentar efetivamente deixar de fumar num futuro próximo. Trata-se de uma janela de oportunidade, que pode estar aberta apenas por um curto período de tempo, e é o grupo mais suscetível de pedir ajuda para deixar de fumar.

Ação

Trata-se de antigos consumidores de tabaco que deixaram de fumar nos últimos 6 meses. É nesta fase que o risco de recaída é mais elevado, com cerca de 75% das recaídas a ocorrerem nesta fase, a maioria na primeira semana (National Health Committee, 1999). Este é um período em que o apoio e as estratégias de prevenção da recaída são especialmente importantes (ver prevenção da recaída). Se ocorrer uma recaída, é importante que esta não seja encarada como um fracasso, mas sim como uma experiência de aprendizagem e como uma parte não rara do processo de deixar de fumar.

Manutenção

Trata-se de utilizadores de tabaco que deixaram de fumar há mais de 6 meses. O comportamento de não consumo de tabaco está estabelecido e a ameaça do consumo de tabaco diminui gradualmente. As hipóteses de recaída diminuem com o tempo - apenas cerca de 4% das pessoas que deixam de fumar há mais de dois anos voltam a consumir tabaco.

Avaliação da dependência da nicotina - Se o cliente estiver na fase de prontidão

Depois de avaliar a vontade de deixar de fumar e o estado de prontidão (preparação) para deixar de fumar, na sessão de aconselhamento, é importante conhecer o nível de dependência da nicotina, que pode ser medido através da pontuação de Fagerstrom. A ferramenta foi emparelhada com seis perguntas simples. A pontuação também foi modificada para ajudar a adaptar os conselhos de cessação da dependência da nicotina às necessidades individuais. A pontuação é efectuada da seguinte forma:

* Um nível elevado de dependência situa-se entre 7 e 10 pontos.
* Um nível médio de dependência situa-se entre 4 e 6 pontos.
* Um nível de dependência baixo classifica-se entre 0 e 3 pontos.

Análise do nível de CO no ar expirado

Embora tenha sido utilizado para verificar se os fumadores deixaram de fumar. Mas, na nossa prática, utilizámo-la como instrumento de avaliação/aconselhamento do cliente. Também nos ajuda a determinar que método de tratamento pode ser administrado ao sujeito (IJCD)

Etapa 4: ASSIST - Ajudar o cliente a deixar de fumar

DISPOSTO A DESISTIR

Nos utilizadores de tabaco, a fase motivacional deve ser utilizada corretamente. Quando pedem ajuda, devem ser assistidos com cuidado. As estratégias para ajudar estes clientes são apresentadas na Tabela -10

Action	Strategies for implementation
Help the patient with a quit plan.	**A patient's preparations for quitting;** **Set** a quit date; ideally, the quit date should be within 2 weeks. **Tell** family, friends, and coworkers about quitting, and request understanding and support. **Anticipate** challenges to planned quit attempt, particularly during the critical first few weeks. These include nicotine withdrawal symptoms. **Remove** tobacco products from your environment. Prior to quitting, avoid smoking in places where you spend a lot of time (eg, work, home, car). **Abstinence** – Total abstinence is essential, "Not even a single puff after the quit date".
Provide practical counselling (Problem solving/skills training)	**Past quite experience**-Identify what helped and what hurt in previous quit attempts. **Anticipate triggers** or challenges in upcoming attempt – Discuss challenges/triggers and how patient will successfully overcome them. **Alcohol**- Since alcohol can cause relapse, the patient should consider limiting/abstaining from alcohol while quitting. **Other smokers in the household**- Quitting is more difficult when there is another smoker in the household. Patients should encourage housemates to quit with them.

Provide practical counselling (Problem solving/skills training)	**Past quite experience**-Identify what helped and what hurt in previous quit attempts. **Anticipate triggers** or challenges in upcoming attempt – Discuss challenges/triggers and how patient will successfully overcome them. **Alcohol**- Since alcohol can cause relapse, the patient should consider limiting/abstaining from alcohol while quitting. **Other smokers in the household**- Quitting is more difficult when there is another smoker in the household. Patients should encourage housemates to quit with them.

A 5 DAY PLAN TO GET READY TO QUIT

- The first step to quitting is to decide to quit. Next make an appointment with your health care provider, or contact TCC to discuss the options for treatment and to get a quit date
- Quit date minus 5
    - list all the reasons to quit
    - Tell your family friends about your Plan
    - Stop buying cartons of bidis/cigarette/smokeless tobacco
- Quite date minus 4
    - Pay attention to why and when to use tobacco
    - Think new ways to relax
    - Think new ways to hold something in mouth and in hand instead of tobacco
    - Think of habits or routine you may want to change
    - Make list of use when you quit.

QUADRO-1 Estratégias breves para ajudar os clientes dispostos a deixar o consumo de tabaco

Dia de despedimento menos 3

- Utilize as coisas que poderia fazer com o dinheiro extra que poupa

- Pensar a quem recorrer quando precisar de ajuda

Dia de desistir menos 2

- Limpe a sua roupa para se livrar do cheiro do fumo

Dia de abandono menos 1

- Pense na recompensa que terá depois de deixar de fumar

- Limpeza dos dentes

- Deite fora todos os seus produtos do tabaco

- Guardar os isqueiros e os suportes

Dia de despedimento

- Mantenha-se ocupado

- Alterar a sua rotina sempre que possível

- Fazer as coisas que não o lembram de consumir tabaco

- Dizer à tua família e amigos que deixaste de fumar e pedir-lhes que te ajudem

- Evitar o álcool

Dia de despedimento Mais um

- Felicitar-se a si próprio.[8]

PARA OS DOENTES QUE NÃO QUEREM DEIXAR DE FUMAR

Os pacientes que não estão dispostos a tentar deixar de fumar durante uma consulta podem não ter informação sobre os efeitos nocivos do tabaco, podem não ter os recursos financeiros necessários, podem ter receios ou preocupações sobre deixar de fumar, ou podem estar desmoralizados devido a uma recaída anterior. Estes pacientes podem responder a uma intervenção motivacional que proporcione ao médico uma oportunidade de educar, tranquilizar e motivar, tal como a intervenção motivacional construída em torno dos "5 Rs": relevância, riscos, recompensas, obstáculos e repetição.(Figura-5) Os componentes clínicos dos "5 Rs" são apresentados numa breve estratégia abaixo. É mais provável que as intervenções motivacionais sejam bem sucedidas quando o clínico é empático, promove a autonomia do doente (por exemplo, escolha entre opções), evita argumentos e apoia a auto-eficácia do doente

(por exemplo, identificando sucessos anteriores em esforços de mudança de comportamento).

<u>**Figura.55 - Abordagem dos 5 Rs para a cessação do tabagismo**</u>

Os 5 R's - relevância, riscos, recompensas, obstáculos e repetição - são as áreas de conteúdo que devem ser abordadas numa intervenção de aconselhamento motivacional para ajudar aqueles que não estão preparados para deixar de fumar. Se o seu doente não quiser deixar de fumar (não acha que deixar de fumar é importante), dedique mais tempo aos "Riscos" e às "Recompensas". Se o seu doente quiser deixar de fumar, mas achar que não consegue deixar de fumar com êxito (não se sente confiante na sua capacidade de deixar de fumar), dedique mais tempo aos "Obstáculos". Se os doentes continuarem a não estar preparados para deixar de fumar, termine de forma positiva com um convite para voltarem a contactá-lo se mudarem de ideias. (O Quadro 11 resume algumas estratégias úteis para efetuar uma breve intervenção motivacional nos cuidados primários.[9]

5R's	Strategies for implementation	Example
Relevance	Encourage the patient to indicate **how quitting is personally relevant to him or her.** Motivational information has the greatest impact if it is relevant to a patient's disease status or risk, family or social situation (e.g. having children in the home), health concerns, age, sex, and other important patient characteristics (e.g. prior quitting experience, personal barriers to cessation).	HCP: "How is quitting most personally relevant to you?' P: *"I suppose smoking is bad for my health."*
Risks	Encourage the patient to identify **potential negative consequences of tobacco use that are relevant to him or her.** Examples of risks are: • Acute risks: shortness of breath, exacerbation of asthma, increased risk of respiratory infections, harm to pregnancy, impotence, and infertility. • Long-term risks: heart attacks and strokes, lung and other cancers (e.g. larynx, oral cavity, pharynx, esophagus), chronic obstructive pulmonary diseases, osteoporosis, long-term disability, and need for extended care. • Environmental risks: increased risk of lung cancer and heart disease in spouses; increased risk for low birth-weight, sudden infant death syndrome, asthma, middle ear disease, and respiratory infections in children of smokers.	HCP: "What do you know about the risks of smoking to your health? What particularly worries you?'" P: *"I know it causes cancer. That must be awful."* HCP: "That's right – the risk of cancer is many times higher among smokers."

| Rewards | Ask the patient to identify **potential relevant benefits of stopping tobacco use**.
Examples of rewards could include:
– improved health;
– food will taste better;
– improved sense of smell;
– saving money;
– feeling better about oneself;
– home, car, clothing and breath will smell better;
– setting a good example for children and decreasing the likelihood that they will smoke;
– having healthier babies and children;
– feeling better physically;
– performing better in physical activities.
– improved appearance, including reduced wrinkling/ageing of skin and whiter teeth. | HCP: "Do you know how stopping smoking would affect your risk of cancer?"
P: *"I guess it would be more successful if I quit."*
HCP: "Yes, and it doesn't take long for the risk to decrease. But it's important to quit as soon as possible." |

5R's	Strategies for Implementation	Example
Roadblocks	Ask the patient to identify **barriers or impediments to quitting** and provide treatment (problem-solving counselling, medication) that could address barriers. Typical barriers might include: – withdrawal symptoms; – fear of failure; – weight gain; – lack of support; – depression; – enjoyment of tobacco; – being around other tobacco users; – limited knowledge of effective treatment options.	HCP: "So what would be difficult about quitting for you?" P: *"Cravings – they would be awful!"* HCP: "We can help with that. We can give you nicotine replacement therapy (NRT) that can reduce the cravings." P: *"Does that really work?* HCP: "You still need will-power, but study shows that NRT can double your chances of quitting successfully."
Repetition	**Repeat assessment of readiness to quit. If still not ready to quit repeat intervention at a later date.** The motivational intervention should be repeated every time an unmotivated patient visits the clinic setting.	HCP: "So, now we've had a chat, let's see if you feel differently. Can you answer these questions again…?" (Go back to the **Assess** stage of the 5A's. If ready to quit then proceed with the 5A's. If not ready to quit, end intervention positively by saying "This is a difficult process but I know you can get through it and I am here to help you".)

HCP: health-care provider; P: patient

<u>**QUADRO-2 Algumas estratégias úteis para efetuar uma breve intervenção motivacional nos cuidados primários**</u>

<u>Estratégias comportamentais:</u>

Podem ser sugeridas várias estratégias comportamentais para lidar com os factores desencadeantes e as situações de alto risco. Idealmente, o doente deve sugerir as suas próprias alternativas e actividades de substituição.

<u>**Os 4Ds são uma mnemónica fácil de memorizar do Quit sobre estratégias comportamentais de sobrevivência:**</u>

<u>**Atraso :**</u> Atuação da vontade de fumar. Após cinco minutos, a vontade de fumar enfraquece e

a sua vontade de desistir voltará.

<u>**Respiração profunda:**</u> Inspire lentamente e expire lentamente. Repita três vezes.

vezes.

<u>**Beber água :**</u> Segurá-la lentamente na boca durante mais algum tempo para saborear o gosto.

<u>**Fazer outra coisa:**</u> para deixar de fumar. Fazer exercício físico é uma boa alternativa.

Discutir tentativas anteriores de deixar de fumar: O que funcionou?

Ao ajudar o clínico, possuir uma compreensão clara das tentativas anteriores do cliente para deixar de fumar pode ser uma ferramenta útil. Esta informação ajudará a determinar as competências de que o cliente necessitará para que a sua tentativa de deixar de fumar seja bem sucedida.

Escolha um método de cessação

Cada consumidor de tabaco é único e um método de cessação não funciona para todos. Os auxiliares de cessação mais comuns são:

<u>**A. Estratégias de cessação não farmacológicas: (Lembre-se de deixar o cliente escolher o método mais adequado para ele)**</u>

Redução <u>**gradual**</u> - Reduzir o número de cigarros/bidis fumados (ou de tabaco sem combustão) todos os dias até o cliente deixar de os consumir. A redução gradual consiste em contar o número de cigarros/bidis fumados por dia e depois reduzir essa quantidade num número fixo durante um determinado período de tempo. Este método implica a fixação de uma data para deixar de fumar, na qual o cliente terá reduzido o consumo de tabaco até ao ponto em que já não o consome

<u>**Cold Turkey**</u> - Parar abruptamente de fumar. Ideal para clientes que fumam dois maços

18

de cigarros por dia ou menos. O peru frio é a forma mais simples e, para a maioria das pessoas, a mais fácil de deixar de fumar.[10]

Terapias cognitivas para a cessação do tabagismo

As terapias cognitivas são tratamentos psicológicos que abordam as interações entre pensamentos, emoções e comportamento. As terapias cognitivas incluem vários tratamentos e práticas que partilham propostas fundamentais, por exemplo, que as nossas cognições/o que pensamos afecta o que sentimos e a forma como escolhemos agir/comportar-nos, e que a mudança de comportamento desejada pode ser afetada através de alterações nas nossas cognições. As terapias cognitivas tratam uma série de perturbações, a maioria das quais são perturbações psiquiátricas, por exemplo, perturbação depressiva major, perturbação de ansiedade generalizada, perturbação de pânico e fobias. Os problemas psicológicos, como os problemas conjugais e familiares, e os problemas médicos com componentes psicológicos, como a dor crónica, o zumbido e a insónia, também são tratados pelas terapias cognitivas. As terapias cognitivas limitam-se geralmente a 10 a 20 sessões. As intervenções centram-se nos problemas actuais e seguem um estilo estruturado que inclui a descrição do problema, a definição de objectivos, a recolha de dados para análise do problema, a formulação de um problema específico, o desenvolvimento de competências relevantes para o problema e a prevenção de recaídas.

As técnicas utilizadas nas terapias cognitivas incluem, por exemplo, o questionamento socrático para compreender as perspectivas do cliente e ajudá-lo a encontrar soluções para os seus problemas, a utilização de registos para a auto-controlo dos pensamentos, emoções, crenças e comportamentos, a atribuição de tarefas graduadas, a exposição graduada, as técnicas de relaxamento e a dramatização. O pessoal de saúde com uma qualificação profissional primária que não seja a psicologia pode aplicar terapias cognitivas se tiver formação suficiente, adquirida através de cursos de pós-qualificação. Roth e colaboradores descreveram um modelo de competências para efetuar terapias cognitivas, independentemente da qualificação profissional principal, que inclui

- **Competências genéricas em terapia psicológica**
  Competências necessárias para se relacionar com as pessoas e efetuar qualquer tipo de

intervenção psicológica

- **Competências cognitivas e comportamentais básicas**

  Competências básicas utilizadas na maioria das terapias cognitivas

- **Técnicas específicas de terapia cognitiva e comportamental**

  Técnicas específicas utilizadas na maioria das terapias comportamentais e cognitivas

- **Competências específicas para problemas**

  Competências necessárias para fornecer um pacote de tratamento para a formulação de um problema específico

- **Metacompetências**

  Competências utilizadas para trabalhar a todos os níveis e para adaptar as terapias cognitivas a cada paciente individual.[45]

Como é que o apoio comportamental funciona?

As técnicas de mudança comportamental para deixar de fumar são complexas e funcionam de várias formas, o que pode dificultar a identificação dos componentes mais eficazes. Nos últimos 20 anos, não se registou qualquer melhoria na eficácia das intervenções comportamentais, e tem-se argumentado que uma das principais razões é a falta de uma linguagem comum para descrever o conteúdo, incluindo os "ingredientes activos" das intervenções para deixar de fumar. Este facto tem limitado a possibilidade de reproduzir intervenções eficazes, sintetizar provas e compreender os mecanismos causais subjacentes à mudança de comportamento. Numa tentativa de retificar este défice, o Conselho de Investigação Médica do Reino Unido financiou recentemente o Projeto de Taxonomia das Técnicas de Mudança de Comportamento (BCTT), cujo objetivo é desenvolver um método fiável para especificar as técnicas de mudança de comportamento, ligando-as à teoria relevante e detalhando os comportamentos necessários para as implementar. A investigação futura que utilize o BCTT deverá ajudar a informar o conteúdo e a abordagem adoptada nas intervenções e a melhorar a eficácia do futuro apoio comportamental. Embora a informação e o aconselhamento relativos à cessação tabágica permaneçam relativamente consistentes em todas as intervenções, foram desenvolvidos modos alternativos de apresentação para facilitar a escolha, a aceitação e o alcance. A seleção de um determinado modo de apresentação pode estar relacionada com as preferências e/ou a disponibilidade de um indivíduo e com a sua capacidade de aceder à intervenção.

Modos de entrega

As intervenções mais comuns e prontamente disponíveis assumem a forma de conselhos/intervenções breves, aconselhamento comportamental individual, programas de terapia comportamental de grupo, aconselhamento telefónico e materiais de autoajuda.

Breves conselhos/intervenções

O aconselhamento breve de um profissional de saúde sobre a cessação do tabagismo é eficaz para promover a cessação. Este tipo de aconselhamento, em especial por parte dos médicos de clínica geral, leva 1 a 3 em cada 100 fumadores que o recebem a deixar de fumar durante pelo menos 6 meses. Estima-se que cerca de 40% dos fumadores fazem alguma tentativa para deixar de fumar em resposta ao aconselhamento de um médico de clínica geral. A abordagem dos 5As, adoptada em vários países do mundo, incluindo o Reino Unido, os Estados Unidos da América e a Austrália, fornece aos profissionais de saúde que não são especialistas em cessação tabágica um quadro útil para a estruturação de conselhos/intervenções breves de cessação tabágica. A abordagem dos 5As ajuda inicialmente a identificar os fumadores, incentivando os profissionais de saúde a "perguntar" aos doentes/clientes se fumam/consomem tabaco. Em seguida, sugere que "avaliem" a vontade de deixar de fumar, "aconselhem" sobre a importância de deixar de fumar, ofereçam "assistência" sob a forma de farmacoterapia e/ou encaminhamento para apoio comportamental e "marquem" uma consulta de seguimento, se possível, com os doentes que desejem deixar de fumar. Embora o tempo de contacto entre os profissionais e os pacientes/clientes em ambientes hospitalares, ambulatórios e/ou comunitários seja limitado, o aconselhamento breve e oportunista, tal como o fornecido através da abordagem dos 5As, é, como já foi referido, reconhecidamente eficaz, pelo que devem ser envidados esforços para fornecer esta forma de intervenção para deixar de fumar sempre que possível. No entanto, apesar das provas de eficácia, a realização de intervenções breves é frequentemente insuficiente. Foram salientados vários obstáculos, incluindo a necessidade de um método de execução mais eficiente em termos de tempo.

Embora se diga que as intervenções breves demoram apenas 5 a 10 minutos, em certas consultas com tempo limitado, os profissionais têm dificuldade em dedicar esse tempo a conversas sobre o tabagismo. Desenvolvida em resposta às preocupações acima referidas, considera-se que uma nova forma de intervenção, o "aconselhamento muito breve" (VBA) sobre o tabagismo, tem um maior nível de utilidade quando comparada com a abordagem tradicional dos 5As. O VBA sobre o tabagismo é uma abordagem simples, centrada na pessoa/paciente, que os profissionais podem aplicar eficazmente em menos de 60 segundos, se as pressões de tempo o exigirem. Ao utilizar a VBA, os profissionais são encorajados a perguntar aos pacientes sobre o seu tabagismo, reconhecendo que podem ter tentado parar muitas vezes no passado, e a discutir as opções que existem para apoiar uma tentativa de deixar de fumar, ou seja, apoio comportamental e farmacoterapia. As evidências ao nível da revisão demonstram que aconselhar as pessoas sobre a melhor forma de deixar de fumar e oferecer apoio e tratamento, onde quer que estejam disponíveis localmente, são as formas mais eficazes de gerar tentativas de deixar de fumar. O mecanismo-chave é o enfoque positivo na oferta de assistência, em vez do julgamento negativo que pode estar associado ao facto de se aconselhar as pessoas a pararem (o que elas geralmente sabem que devem fazer).

Aconselhamento comportamental individual

Este tipo de aconselhamento envolve consultas presenciais programadas com um conselheiro formado para deixar de fumar. Para além de outras técnicas de mudança de comportamento, a entrevista motivacional é geralmente incorporada nesta forma de intervenção comportamental e destina-se a aumentar o ímpeto de uma pessoa para mudar o seu comportamento. Esta abordagem centrada no paciente aumenta a motivação do indivíduo para a mudança através da autoanálise e da identificação da ambivalência em relação à mudança e da subsequente resolução que conduz a uma mudança de comportamento positiva e sustentada. Normalmente, as sessões são semanais durante um período de, pelo menos, 4 semanas após a data de cessação do consumo de tabaco, sendo normalmente combinadas com a farmacoterapia prescrita. As sessões múltiplas e mais longas parecem ser mais eficazes. O aconselhamento comportamental individual também pode incluir conselhos sobre a forma de reduzir o consumo de tabaco para deixar de fumar (ou seja, reduzir gradualmente o número de cigarros fumados antes de acabar por deixar de fumar).

Terapia comportamental de grupo

Esta forma de terapia é oferecida a pequenos grupos de clientes, e é fornecida informação, aconselhamento e, na maioria dos casos, intervenção comportamental. O apoio de grupo permite que os indivíduos aprendam técnicas comportamentais e os participantes do grupo fornecem apoio entre si. À semelhança do aconselhamento individual, a terapia de grupo é normalmente combinada com a farmacoterapia. As hipóteses de deixar de fumar duplicam para as pessoas que frequentam programas comportamentais de grupo, em comparação com as que recebem material de autoajuda mas não recebem apoio comportamental presencial.

Atualmente, não é claro se os grupos são mais eficazes do que o aconselhamento individual. Aconselhamento telefónico O aconselhamento telefónico e as linhas de apoio para deixar de fumar fornecem apoio e encorajamento a indivíduos que fumam e querem deixar de fumar ou a indivíduos que deixaram de fumar recentemente. O aumento da frequência das chamadas efectuadas por um indivíduo para a linha de apoio para deixar de fumar aumenta a probabilidade de uma pessoa deixar de fumar, em comparação com intervenções menos intensivas, como materiais de autoajuda, aconselhamento breve ou farmacoterapia isolada. Foi demonstrado que três ou mais chamadas têm um benefício maior do que uma ou duas interações. As pessoas que recebem uma ou mais chamadas telefónicas adicionais após um contacto inicial aumentam a sua probabilidade de deixar de fumar em 25% a 50%.35 Esta é uma via de acesso importante para as pessoas que podem ter pouco tempo ou recursos financeiros limitados. O aconselhamento através das linhas de apoio à cessação tabágica pode ser prestado no âmbito de um programa de saúde nacional, regional ou local ou como parte de um serviço de cessação tabágica e, potencialmente, pode chegar a um grande número de pessoas sem necessidade de encaminhamento médico. Uma vez que o aconselhamento telefónico para deixar de fumar se revelou eficaz em ensaios clínicos do serviço, este foi subsequentemente integrado na prestação de cuidados de saúde de rotina em muitos países.

Novas tecnologias

Com o advento das novas tecnologias, como os telemóveis inteligentes e o acesso mais fácil à Internet, estão disponíveis outros tipos de intervenção. A utilização de mensagens de texto (por exemplo, txt2stop e txt2Quit) foi desenvolvida utilizando mensagens motivacionais com algum sucesso no Reino Unido e nos Estados Unidos. À medida que a tecnologia avança, é importante que, à semelhança de outras formas de informação sobre a cessação tabágica, as intervenções de aconselhamento e apoio fornecidas desta forma se baseiem em provas. Abroms et al demonstraram que muitas das novas aplicações para telemóveis inteligentes (apps) não se baseiam em provas.

Materiais de autoajuda

Os materiais de autoajuda incluem manuais ou programas estruturados que são utilizados por indivíduos sem a ajuda de profissionais de saúde, conselheiros formados ou grupos de apoio. Trata-se geralmente de materiais escritos fornecidos por instituições de caridade e departamentos governamentais de saúde, com formatos que incluem folhetos, gravações áudio, vídeos/DVD e materiais baseados na Web/Internet. Estes materiais de autoajuda podem ser dirigidos aos fumadores da população em geral ou a populações específicas, como as que sofrem de doenças prolongadas ou as mulheres grávidas. As provas actuais sugerem que é provável que a utilização de materiais de autoajuda normalizados tenha um pequeno efeito nas taxas de abandono do tabaco, em comparação com a ausência de intervenção. Curiosamente, não há qualquer benefício adicional em adicionar estes materiais a outras intervenções, como o aconselhamento de profissionais de saúde ou a farmacoterapia, como a TSN; no entanto, observa-se um pequeno benefício quando os materiais são adaptados a fumadores individuais, como as mulheres grávidas ou os fumadores mais velhos.

Aplicação de intervenções de cessação tabágica por profissionais de saúde

Todos os profissionais de saúde têm um papel a desempenhar na realização de intervenções de cessação tabágica para permitir que mais pessoas fumadoras deixem de fumar e permaneçam sem fumar. Em 2008, o Serviço de Saúde Pública dos EUA concluiu que as intervenções realizadas por uma variedade de profissionais de saúde clínicos eram mais eficazes do que uma única disciplina de saúde e que o envolvimento dos enfermeiros no reforço dos conselhos de outros profissionais de saúde para deixar de fumar é uma influência importante para ajudar os fumadores a deixar de fumar. Foi demonstrado que a informação e o aconselhamento do pessoal de enfermagem aumentam o sucesso do paciente em deixar de fumar, especialmente em ambientes hospitalares. Os conselhos semelhantes dados no âmbito dos exames de saúde e das actividades de prevenção parecem ser menos eficazes, mas ainda assim podem ter algum impacto. Os dentistas e outros profissionais de saúde oral têm também uma oportunidade ideal para, durante os controlos de saúde dentária, perguntarem sobre a situação tabágica dos seus pacientes e fornecerem informações e conselhos para deixar de fumar. Embora os conselhos/intervenções breves devam ser prestados por todos os profissionais e, por conseguinte, tenham um alcance muito vasto, o apoio intensivo (individual, em grupo ou por telefone) é mais eficaz quando prestado por conselheiros especializados.[11]

Barreiras e Facilitadores para a implementação de Intervenções Comportamentais

Infelizmente, apesar dos fortes indícios de que a realização de intervenções breves de cessação tabágica é eficaz para encorajar as tentativas de cessação, vários estudos referem que a realização de intervenções por parte dos profissionais de saúde é frequentemente insuficiente. As razões são múltiplas, mas incluem restrições de tempo e de serviço, preocupação em prejudicar as relações com os doentes e o facto de os profissionais não acreditarem que as intervenções para deixar de fumar são eficazes. Além disso, um obstáculo fundamental é frequentemente o facto de os profissionais não terem recebido formação adequada e/ou não terem confiança na sua própria capacidade de levantar a questão da cessação tabágica e de fornecer informações e conselhos adequados. Além disso, a documentação relativa à situação do tabagismo é frequentemente deficiente. Por conseguinte, para garantir o acesso a intervenções de cessação tabágica e o acompanhamento, é essencial que a situação tabágica seja registada nos registos de saúde dos doentes, para além das informações sobre o aconselhamento, o apoio ou o encaminhamento prestados. Por último, tal como referido anteriormente, embora a abordagem dos 5As seja habitualmente utilizada, dados recentes sugerem que a VBA pode ser mais adequada para facilitar conversas eficazes sobre o tabagismo em situações de tempo limitado.[12]

ENTREVISTA MOTIVACIONAL

A Entrevista Motivacional é um método de aconselhamento centrado na pessoa e orientado para a obtenção e o reforço da motivação para a mudança. A abordagem orienta o indivíduo a explorar e a tentar resolver a ambivalência normal em relação à mudança, ao mesmo tempo que aumenta a ambivalência ou a discrepância percebida entre o comportamento atual e os valores gerais. Os conselheiros empregam os princípios de expressar empatia, evitar argumentar, gerir a resistência sem confrontar e apoiar a auto-eficácia do indivíduo, utilizando técnicas de aconselhamento como o questionamento aberto, a escuta reflexiva, o resumo, a afirmação e a obtenção de declarações auto-motivacionais do cliente. As afirmações auto-motivacionais, ou "changetalk", contribuem em grande medida para as mudanças no comportamento real. A abordagem de IM foi originalmente desenvolvida para ser utilizada em contextos de toxicodependência e contrasta diretamente com as intervenções tradicionais em matéria de toxicodependência, que utilizavam um forte confronto com a negação e a resistência e partiam do princípio de que os pacientes tinham de "bater no fundo" antes de estarem prontos para mudar. Embora a IM seja orientada para objectivos, tenta minimizar e/ou evitar o fenómeno da reação psicológica, parte do que pode estar a ocorrer quando alguns indivíduos ignoram intencionalmente as recomendações de saúde ao consumirem substâncias. Vários estudos revelaram uma elevada satisfação dos doentes com esta abordagem. Além disso, vários estudos demonstraram que o impacto é maior nas pessoas que estão menos dispostas a mudar inicialmente.[13]

O conceito de entrevista motivacional (IM) evoluiu a partir de experiências no tratamento do abuso de álcool e foi descrito pela primeira vez por Miller em 1983. É definida como "um estilo de aconselhamento diretivo, centrado no cliente, para provocar mudanças de comportamento, ajudando os clientes a explorar e a resolver ambivalências" (Miller 1983).[14]

<u>Os cinco princípios orientadores da Entrevista Motivacional:</u>

(a) Exprimir empatia, (b) Desenvolver a discrepância, (c) Evitar a argumentação, (d) Enfrentar a resistência, (e) Apoiar a auto-eficácia (Miller 2002).

Em 1991, Miller e Rollnick afirmaram que "a entrevista motivacional é uma forma de estar com o cliente e não apenas um conjunto de técnicas de aconselhamento". A entrevista motivacional é uma técnica em que nos tornamos ajudantes no processo de mudança e expressamos a aceitação do cliente. É uma forma de interagir com os clientes consumidores de substâncias, não apenas como um complemento de outras abordagens terapêuticas, e um estilo de aconselhamento que pode ajudar a resolver a ambivalência que impede os clientes de atingirem os seus objectivos pessoais. A entrevista motivacional baseia-se nas teorias optimistas e humanistas de Carl Rogers sobre as capacidades das pessoas para exercerem a livre escolha e mudarem através de um processo de auto-realização. A relação terapêutica, tanto para os entrevistadores rogerianos como para os motivacionais, é uma parceria democrática. O seu papel na entrevista motivacional é diretivo, com o objetivo de obter afirmações auto-motivacionais e mudanças comportamentais do cliente, além de criar discrepância no cliente para aumentar a motivação para uma mudança positiva (Davidson, 1994; Miller e Rollnick, 1991). Essencialmente, a entrevista motivacional ativa a capacidade de mudança benéfica que todos possuem (Rollnick e Miller, 1995). Embora algumas pessoas possam continuar a mudar sozinhas, outras requerem um tratamento mais formal e apoio durante a longa jornada de recuperação. Mesmo para clientes com baixa prontidão, a entrevista motivacional serve como um prelúdio vital para o trabalho terapêutico posterior.

A entrevista motivacional é um estilo de aconselhamento baseado nos seguintes pressupostos:

- A ambivalência em relação ao consumo de substâncias (e à mudança) é normal e constitui um importante obstáculo motivacional na recuperação.

- A ambivalência pode ser resolvida trabalhando com as motivações e valores intrínsecos do cliente.

- A aliança entre si e o seu cliente é uma parceria de colaboração para a qual cada um de vós contribui com conhecimentos importantes.

- Um estilo de aconselhamento empático, de apoio, mas diretivo, proporciona condições para que a mudança possa ocorrer. (A argumentação direta e o confronto agressivo podem tender a aumentar a defesa do cliente e a reduzir a probabilidade de mudança de comportamento).

Ambivalência

As pessoas com perturbações de abuso de substâncias estão normalmente conscientes dos perigos do seu comportamento de consumo de substâncias, mas continuam a consumi-las na mesma. Podem querer deixar de consumir substâncias, mas ao mesmo tempo não o querem fazer. Entram em programas de tratamento mas afirmam que os seus problemas não são assim tão graves. Esses sentimentos díspares podem ser caracterizados como ambivalência, e são naturais, independentemente do estado de prontidão do cliente. É importante entender e aceitar a ambivalência do seu cliente, porque a ambivalência é muitas vezes o problema central - e a falta de motivação pode ser uma manifestação dessa ambivalência (Miller e Rollnick, 1991). Se interpretar a ambivalência como negação ou resistência, tende a ocorrer fricção entre si e o seu cliente.

O estilo de entrevista motivacional facilita a exploração de conflitos motivacionais específicos da fase que podem potencialmente impedir o progresso. No entanto, cada dilema também oferece uma oportunidade de usar o estilo motivacional para ajudar o cliente a explorar e resolver atitudes opostas. A Figura 6 apresenta exemplos de como estes conflitos podem ser expressos em diferentes fases de mudança

Stage-Specific Motivational Conflicts	
Stage of Change	Client Conflict
Precontemplation	I don't see how my cocaine use warrants concern, but I hope that by agreeing to talk about it, my wife will feel reassured.
Contemplation	I can picture how quitting heroin would improve my self-esteem, but I can't imagine never shooting up again.
Preparation	I'm feeling good about setting a quit date, but I'm wondering if I have the courage to follow through.
Action	Staying clean for the past 3 weeks really makes me feel good, but part of me wants to celebrate by getting loaded.
Maintenance	These recent months of abstinence have made me feel that I'm progressing toward recovery, but I'm still wondering whether abstinence is really necessary.

FIGURA 6- Diferentes fases dos conflitos motivacionais específicos

Cinco princípios da entrevista motivacional

No seu livro, Motivational Interviewing: Preparing People To Change Addictive Behavior", Miller e Rollnick escreveram: "A entrevista motivacional tem tido um enfoque prático. As estratégias da entrevista motivacional são mais persuasivas do que coercivas, mais de apoio do que argumentativas. O entrevistador motivacional deve proceder com um forte sentido de objetivo, estratégias e competências claras para perseguir esse objetivo, e um sentido de oportunidade para intervir de formas particulares em momentos incisivos.

O clínico pratica a entrevista motivacional tendo em mente cinco princípios gerais:

1) Expressar empatia através de uma escuta reflexiva.

2) Desenvolver discrepâncias entre os objectivos ou valores dos clientes e o seu comportamento atual.

3) Evitar discussões e confrontos diretos.

4) Adaptar-se à resistência do cliente em vez de se opor diretamente a ela.

5) Apoiar a auto-eficácia e o otimismo.

A)   Expressar empatia

A empatia "é uma competência específica e aprendível para compreender o significado do outro através da utilização de uma escuta reflexiva. Requer uma atenção apurada a cada nova declaração do cliente e a geração contínua de hipóteses quanto ao significado subjacente" (Miller e Rollnick, 1991). Um estilo empático

- Comunica respeito e aceitação dos clientes e dos seus sentimentos
- Incentiva uma relação de colaboração sem juízos de valor
- Permite-lhe ser um consultor que apoia e tem conhecimentos
- Elogia sinceramente em vez de denegrir
- Escuta em vez de dizer
- Persuade suavemente, com o entendimento de que a decisão de mudar é do cliente
- Oferece apoio durante todo o processo de recuperação

A entrevista motivacional empática estabelece um ambiente seguro e aberto que é propício ao exame de questões e à obtenção de razões e métodos pessoais para a mudança. Uma componente fundamental da entrevista motivacional é compreender a perspetiva, os sentimentos e os valores únicos de cada cliente. A sua atitude deve ser de aceitação, mas não necessariamente de aprovação ou concordância, reconhecendo que a ambivalência em relação à mudança é expetável. A entrevista motivacional é mais bem sucedida quando se estabelece uma relação de confiança entre si e o seu cliente.

Expressar empatia

- A aceitação facilita a mudança.

- Uma escuta reflexiva hábil é fundamental para expressar empatia.
- A ambivalência é normal.

Embora a empatia seja a base de um estilo de aconselhamento motivacional, ela "não deve ser confundida com o significado de empatia como identificação com o cliente ou a partilha de experiências passadas comuns. De facto, uma história pessoal recente da mesma área problemática... pode comprometer a capacidade do conselheiro para fornecer as condições críticas de mudança" (Miller e Rollnick,1991).A componente chave para expressar empatia é a escuta reflexiva.

B) Desenvolvimento da discrepância

- O desenvolvimento da consciência das consequências ajuda os clientes a examinarem o seu comportamento.
- Uma discrepância entre o comportamento atual e os objectivos importantes motiva a mudança.
- O cliente deve apresentar os argumentos para a mudança.

O contexto cultural do cliente pode afetar as percepções de discrepância. Por exemplo, os afro-americanos podem considerar a toxicodependência como "escravatura química", o que pode entrar em conflito com o seu orgulho étnico e o desejo de ultrapassar uma história colectiva de opressão. Além disso, os afro-americanos podem ser mais fortemente influenciados do que os americanos brancos pelos valores expressos de uma comunidade religiosa ou espiritual mais alargada. Num estudo recente de grupos de discussão com adolescentes, os jovens afro-americanos tinham muito mais probabilidades do que os outros jovens de considerar que o consumo de cigarros entrava em conflito com o seu orgulho étnico (Luke, 1998). Apontaram este conflito como uma razão importante para não fumarem.

C) Evitar a argumentação

Ocasionalmente, pode sentir-se tentado a discutir com um cliente que não tem a certeza de mudar ou não está disposto a mudar, especialmente se o cliente for hostil, desafiador ou provocador. No entanto, tentar convencer um cliente de que existe um problema ou que a mudança é necessária pode precipitar ainda mais resistência. Se tentar provar um ponto de vista, é previsível que o cliente tome o lado oposto. As discussões com o cliente podem rapidamente degenerar numa luta pelo poder e não aumentam a motivação para uma mudança benéfica. Quando é o cliente, e não você, que apresenta argumentos para a mudança, é possível fazer progressos. O objetivo é "caminhar" com os clientes (ou seja, acompanhá-los durante o tratamento), e não "arrastá-los" (ou seja, dirigir o tratamento dos clientes).

Uma área comum de discussão é a relutância do cliente em aceitar um rótulo como "alcoólico" ou "toxicodependente". "Miller e Rollnick afirmam que "Não há nenhuma razão especial para que o terapeuta deva insistir com os clientes para que aceitem um rótulo, ou fazer um grande esforço de persuasão nesse sentido. Acusar os clientes de estarem em negação, resistentes ou viciados é mais suscetível de aumentar a sua resistência do que de incutir motivação para a mudança. Defendemos que se comece com os clientes onde quer que estejam e que se alterem as suas auto-percepções, não através de discussões sobre rótulos, mas através de meios substancialmente mais eficazes".(Miller e Rollnick,1991)

Embora isso entre em conflito com a crença de alguns clínicos de que os clientes devem ser persuadidos a se auto-rotularem, a abordagem defendida no "Big Book" dos Alcoólicos Anónimos (AA) é que os rótulos não devem ser impostos (AA, 1976). Pelo contrário, trata-se de uma decisão pessoal de cada indivíduo.

Evitar discussões

* Os argumentos são contraproducentes.
* A defesa gera a defensividade.
* A resistência é um sinal para mudar de estratégia.
* A rotulagem é desnecessária.

D)   Rolar com resistência

A resistência é uma preocupação legítima para o clínico porque é preditiva de maus resultados do tratamento e da falta de envolvimento no processo terapêutico. Uma visão da resistência é que o cliente está a comportar-se de forma desafiadora. Outro ponto de vista, talvez mais construtivo, é que a resistência é um sinal de que o cliente vê a situação de forma diferente. Isso requer que você entenda a perspetiva do seu cliente e proceda a partir daí. A resistência é um sinal para mudar de direção ou para ouvir com mais atenção. Na verdade, a resistência oferece-lhe uma oportunidade de responder de uma forma nova, talvez surpreendente, e de tirar partido da situação sem entrar em confronto.

Ajustar-se à resistência é semelhante a evitar discussões, na medida em que oferece outra oportunidade de expressar empatia, permanecendo sem julgamentos e respeitoso, incentivando o cliente a falar e a manter-se envolvido. Tente evitar evocar a resistência sempre que possível e desvie ou desvie a energia que o cliente está a investir na resistência para uma mudança positiva.

<u>Rolando com a resistência</u>

- O impulso pode ser utilizado de forma vantajosa.
- As percepções podem ser alteradas.
- Novas perspectivas são convidadas, mas não impostas.
- O cliente é um recurso valioso para encontrar soluções para os problemas.

Como reconhecer a resistência? (Figura-7) mostra quatro comportamentos comuns que indicam que um cliente está a resistir ao tratamento. Como é que se evita discutir e, em vez disso, se adapta à resistência?

Arguing
The client contests the accuracy, expertise, or integrity of the clinician.

- *Challenging.* The client directly challenges the accuracy of what the clinician has said.
- *Discounting.* The client questions the clinician's personal authority and expertise.
- *Hostility.* The client expresses direct hostility toward the clinician.

Interrupting
The client breaks in and interrupts the clinician in a defensive manner.

- *Talking over.* The client speaks while the clinician is still talking, without waiting for an appropriate pause or silence.
- *Cutting off.* The client breaks in with words obviously intended to cut the clinician off (e.g., "Now wait a minute. I've heard about enough").

<u>FIGURA 57- Quatro tipos de resistência do cliente</u>

Denying

The client expresses unwillingness to recognize problems, cooperate, accept responsibility, or take advice.

- *Blaming.* The client blames other people for problems.

- *Disagreeing.* The client disagrees with a suggestion that the clinician has made, offering no constructive alternative. This includes the familiar "Yes, but...," which explains what is wrong with the suggestions that are made.

- *Excusing.* The client makes excuses for his behavior.

- *Claiming impunity.* The client claims that she is not in any danger (e.g., from drinking).

- *Minimizing.* The client suggests that the clinician is exaggerating risks or dangers and that it really isn't so bad.

- *Pessimism.* The client makes statements about himself or others that are pessimistic, defeatist, or negative in tone.

- *Reluctance.* The client expresses reservations and reluctance about information or advice given.

- *Unwillingness to change.* The client expresses a lack of desire or an unwillingness to change.

Ignoring

The client shows evidence of ignoring or not following the clinician.

- *Inattention.* The client's response indicates that she has not been paying attention to the clinician.

- *Nonanswer.* In answering a clinician's query, the client gives a response that is not an answer to the question.

- *No response.* The client gives no audible verbal or clear nonverbal reply to the clinician's query.

- *Sidetracking.* The client changes the direction of the conversation that the clinician has been pursuing.

FIGURA-7- Quatro tipos de resistência do cliente

Miller e colegas identificaram e deram exemplos de pelo menos sete maneiras de reagir adequadamente à resistência do cliente (Miller e Rollnick, 1991; Miller et al., 1992). Estas são descritas abaixo.

1) <u>Reflexão simples</u>

A abordagem mais simples para responder à resistência é a não-resistência, repetindo a afirmação do cliente numa forma neutra. Isso reconhece e valida o que o cliente disse e pode provocar uma resposta oposta.

Cliente: Não tenciono deixar de fumar tão cedo.

Clínico: Não acha que a abstinência funcionaria para si neste momento.

2) <u>Reflexão amplificada</u>

Outra estratégia é refletir a afirmação do cliente de uma forma exagerada, afirmando-a de uma forma mais extrema, mas sem sarcasmo. Isto pode levar o cliente a uma mudança positiva em vez de resistência.

Cliente: Não sei porque é que a minha mulher está preocupada com isto. Não fumo mais do que qualquer um dos meus amigos.

Clínico: Então a sua mulher está a preocupar-se desnecessariamente.

3) <u>Reflexão de dupla face</u>

Uma terceira estratégia implica reconhecer o que a cliente disse, mas também afirmar coisas contrárias que ela disse no passado. Isso requer o uso de informações que o cliente ofereceu anteriormente, embora talvez não na mesma sessão.

Cliente: Eu sei que quer que eu deixe de fumar completamente, mas eu não vou fazer isso!

Clínico: Consegue ver que existem alguns problemas reais, mas não está disposto a pensar em deixar de fumar.

4) <u>Mudança de foco</u>

É possível neutralizar a resistência ajudando o cliente a desviar o foco dos obstáculos e barreiras. Este método oferece uma oportunidade para afirmar a escolha pessoal do cliente relativamente à condução da sua própria vida.

Cliente: Não consigo deixar de fumar erva quando todos os meus amigos o fazem.

Clínico: Está muito à frente de mim. Ainda estamos a explorar as suas preocupações sobre se consegue entrar na universidade. Ainda não estamos preparados para decidir como é que a marijuana se enquadra nos seus objectivos.

5) <u>Acordo com uma reviravolta</u>

Uma estratégia subtil consiste em concordar com o cliente, mas com uma ligeira reviravolta ou mudança de direção que faça avançar a discussão.

Cliente: Por que é que tu e a minha mulher estão tão presos à minha bebida? E os problemas dela? Tu também beberias se a tua família estivesse sempre a chatear-te.

Clínico: Tem um bom argumento, e isso é importante. Há aqui um quadro mais vasto e talvez eu não tenha prestado atenção suficiente a isso. Não é tão simples como o facto de uma pessoa beber. Concordo consigo quando diz que não devemos tentar atribuir culpas. Problemas de consumo de álcool como este envolvem toda a família.

6) <u>Reenquadramento</u>

Uma boa estratégia a ser utilizada quando um cliente nega problemas pessoais é o reenquadramento, que oferece uma interpretação nova e positiva das informações negativas fornecidas pelo cliente. O reenquadramento "reconhece a validade das observações brutas do cliente, mas oferece um novo significado para elas"

Cliente: O meu marido está sempre a chatear-me por causa do tabaco, chamando-me sempre fumadora inveterada. Isso incomoda-me muito.

Clínico: Parece que ele gosta mesmo de si e está preocupado, embora o expresse de uma forma que a deixa zangada. Talvez o possamos ajudar a aprender a dizer que gosta de si e que está preocupado consigo de uma forma mais positiva e aceitável.

Noutro exemplo, o conceito de tolerância relativa ao tabagismo constitui uma boa oportunidade de reformulação para os fumadores problemáticos (Miller e Rollnick, 1991). Quando se explica que a tolerância é um fator de risco e um sinal de alerta, e não uma fonte de orgulho, pode-se mudar a perspetiva do cliente sobre o significado de não sentir efeitos. Assim, o reenquadramento não é apenas educativo, mas lança uma nova luz sobre a experiência de fumar do cliente

7) **Do lado do negativo**

Uma outra estratégia para se adaptar à resistência do cliente é "ficar do lado do negativo" - assumir a voz negativa na discussão. Isso não é "psicologia reversa", nem envolve os dilemas éticos de prescrever mais do sintoma, como em um "paradoxo terapêutico". Tipicamente, ficar do lado do negativo é afirmar o que o cliente já disse enquanto argumenta contra a mudança, talvez como uma reflexão amplificada. Se o seu cliente for ambivalente, o facto de assumir o lado negativo do argumento evoca um "Sim, mas..." do cliente, que depois expressa o outro lado (positivo). No entanto, seja cauteloso ao usar isso muito cedo no tratamento ou com clientes deprimidos.

Cliente: Bem, eu sei que algumas pessoas acham que fumo demasiado e que posso estar a prejudicar os meus pulmões, mas continuo a não acreditar que seja um fumador crónico, viciado no hábito ou que precise de tratamento.

Clínico: Já passámos bastante tempo a analisar os seus sentimentos positivos e as suas preocupações em relação ao tabagismo, mas continua a achar que não está preparado ou não quer mudar os seus padrões de consumo de tabaco. Talvez mudar seja demasiado difícil para si, especialmente se quer mesmo ficar na mesma. De qualquer modo, não sei se acredita que poderia mudar, mesmo que quisesse.

E)   **Apoiar a auto-eficácia**

Muitos clientes não têm um sentido de auto-eficácia bem desenvolvido e têm dificuldade em acreditar que podem iniciar ou manter uma mudança de comportamento. Para melhorar a auto-eficácia, é necessário suscitar e apoiar a esperança, o otimismo e a viabilidade de realizar a mudança. Para isso, é necessário reconhecer os pontos fortes do cliente e trazê-los à tona sempre que possível. A menos que um cliente acredite que a mudança é possível, a discrepância percebida entre o desejo de mudança e os sentimentos de desesperança sobre a realização da mudança provavelmente resultará em racionalizações ou negação para reduzir o desconforto. Como a auto-eficácia é um componente crítico da mudança de comportamento, é crucial que você, como clínico, também acredite na capacidade dos seus clientes de atingirem os seus objectivos.

Discutir as opções de tratamento ou de mudança que ainda possam ser atractivas para os clientes é geralmente útil, mesmo que estes tenham abandonado outros programas de tratamento ou regressado ao consumo de substâncias após um período em que estiveram livres de substâncias. Também é útil falar sobre como pessoas em situações semelhantes conseguiram mudar o seu comportamento com sucesso. Outros clientes podem servir de modelo e oferecer encorajamento. No entanto, os utentes devem, em última análise, acreditar que a mudança é da sua responsabilidade e que o sucesso a longo prazo começa com um único passo em frente. A educação pode aumentar o senso de auto-eficácia dos clientes. Informações credíveis, compreensíveis e precisas ajudam os clientes a entender como o uso de substâncias progride para o abuso ou dependência. Tornar a biologia da toxicodependência e os efeitos médicos do consumo de substâncias relevantes para a experiência dos utentes pode aliviar a vergonha e a culpa e incutir a esperança de que a recuperação pode ser alcançada através da utilização de métodos e ferramentas adequados. Um processo que inicialmente parece avassalador e sem esperança pode ser dividido em pequenos passos exequíveis em direção à recuperação.

Auto-eficácia
- A crença na possibilidade de mudança é um importante fator de motivação.
- O cliente é responsável pela escolha e realização da mudança pessoal.
- Há esperança no leque de abordagens alternativas disponíveis.

O processo de IM é uma intervenção psicoterapêutica breve destinada a aumentar a probabilidade de uma pessoa tentar alterar o seu comportamento nocivo. As adaptações da IM variaram desde breves intervenções de 20 minutos no consultório (consultoria motivacional) até à Terapia de Reforço da Motivação (MET), um curso de tratamento com várias sessões, incluindo uma longa avaliação, feedback personalizado e entrevistas de acompanhamento (Lawendowski 1998; Rollnick 1992). A EM também tem sido fornecida através de consultas telefónicas e em formato de grupo. A IM e as suas várias formas têm sido aplicadas como uma intervenção autónoma ou com outros tratamentos, e numa série de contextos. Estes incluem contextos de saúde como enfermarias de hospitais gerais, serviços de urgência e consultórios médicos gerais (Britt 2002).

Miller 1994 sugere que a motivação pode flutuar ao longo do tempo ou de uma situação para outra, e pode ser influenciada para mudar numa determinada direção. Assim, a falta de motivação (ou resistência à mudança) é vista como algo fluido que está aberto à mudança. Por conseguinte, o foco principal da IM é facilitar a mudança de comportamento utilizando uma abordagem diretiva, ajudando as pessoas a explorar e a resolver qualquer ambivalência que possam ter em relação a essa mudança (Rollnick 1995) e, por sua vez, tornando-as mais propensas a escolher mudar o seu comportamento na direção desejada. Neste caso, esse comportamento é o tabagismo, pelo que o objetivo da IM é aumentar a motivação para deixar de fumar, tornando mais provável a cessação do tabagismo. Rollnick 1995 também sugere que a adoção de um estilo agressivo ou de confronto é suscetível de produzir respostas negativas por parte das pessoas (como discutir), que podem ser interpretadas pelo profissional como negação ou resistência. A IM orienta as pessoas para explorarem e confrontarem o seu comportamento, em vez de lhes dizer o que devem fazer. A EM tem sido utilizada principalmente para a gestão de comportamentos de saúde em pessoas com perturbações comportamentais, como o abuso de álcool, a toxicodependência, a perda de peso e a adesão ao tratamento, bem como para deixar de fumar. A entrevista motivacional é um tipo de aconselhamento que pode ser utilizado para ajudar as pessoas a deixarem de fumar. O seu objetivo é ajudar as pessoas a explorar as razões pelas quais podem sentir-se inseguras quanto a deixar de fumar e encontrar formas de as fazer sentir mais dispostas e capazes de deixar de fumar. Em vez de dizer à pessoa porquê e como deve mudar o seu comportamento, os conselheiros tentam ajudá-la a escolher mudar o seu próprio comportamento, aumentando a sua confiança de que pode ser bem sucedida.[14]

Miller e Rollnick desenvolveram a entrevista motivacional, uma classe de técnicas centradas no cliente concebidas para aumentar a motivação, principalmente entre os pacientes com perturbações de dependência que são ambivalentes quanto à mudança do(s) seu(s) comportamento(s) de dependência. A entrevista motivacional visa vários factores críticos abordados nas teorias da mudança comportamental. Ao centrar-se nos processos cognitivos, como a dissonância cognitiva e a auto-eficácia, e ao alterar a perceção dos custos e benefícios da mudança do comportamento refratário em questão, por exemplo, o equilíbrio das decisões, a entrevista motivacional tem-se revelado eficaz para aumentar a disponibilidade individual para mudar de comportamento.

A entrevista motivacional é uma técnica de aconselhamento centrada em suscitar a "conversa sobre a mudança" nos clientes através de uma escuta reflexiva e de uma abordagem empática da resistência. Tem duas componentes: a técnica, em que os clientes começam a falar sobre a mudança, e a relacional, que tem três itens fundamentais: um espírito de colaboração - e não de autoritarismo - entre o terapeuta e o paciente, o respeito pela autonomia do paciente e a empatia, de modo a que a motivação floresça implicitamente no paciente, em vez de ser imposta pelo prestador de serviços. As componentes relacional e técnica são igualmente vitais para induzir a mudança: a vocalização pelo doente das razões para a mudança reforça o seu empenho na mudança, e a empatia e a escuta reflexiva do prestador de cuidados de saúde para evocar esses pensamentos conduzem à sua vocalização. Desde a sua criação, a IM tem sido utilizada no tratamento da diabetes, obesidade, abuso de substâncias ilícitas, álcool e tabaco, jogo, perturbações mentais, entre outros.[15]

ACONSELHAMENTO TELEFÓNICO

O aconselhamento telefónico é uma intervenção comportamental para ajudar as pessoas a deixarem de fumar. Pode funcionar como uma intervenção autónoma ou como uma intervenção paralela a outras intervenções (por exemplo, uma componente adicional ao aconselhamento presencial). Pode ser proactiva (o conselheiro inicia o contacto) ou reactiva (o fumador inicia o contacto) (Lichtenstein 1996). Em muitas áreas, os serviços reactivos estão disponíveis através de linhas de apoio ou de linhas de apoio para deixar de fumar, que podem ser específicas para o tabagismo, como por exemplo a California Smokers' Helpline (Zhu 2000a) e as Quitlines na Austrália (Borland 2001), no Reino Unido (Owen 2000), na Suécia (Lindqvist 2013) e na Dinamarca (Skov-Ettrup 2016), ou podem estar integradas em serviços de informação sobre saúde mais amplos, como o Cancer Information Service nos EUA (La Porta 2007). As linhas de apoio à desabituação podem prestar um serviço regional ou nacional. São frequentemente publicitadas em conjunto com campanhas à escala da população, como os Dias do Não Fumador. As linhas de apoio também podem ser fornecidas em menor escala para um projeto ou população específicos. Em alguns serviços, as pessoas podem ser inscritas num programa formal de cessação do tabagismo, com mais chamadas proactivas de conselheiros. O aconselhamento telefónico também pode ser fornecido como parte de um serviço integrado de apoio à cessação tabágica (por exemplo, Glasgow 1991). O acesso a linhas diretas ou a oportunidade de se registar para receber chamadas de um conselheiro também pode ser oferecido como parte de um programa de cessação, incluindo farmacoterapia.

As intervenções comportamentais e farmacológicas ajudam as pessoas a deixar de fumar. O apoio comportamental pode ser dado em sessões de aconselhamento individual (Lancaster 2017) ou em terapia de grupo (Stead 2017), onde os clientes podem partilhar problemas e obter apoio uns dos outros. Os materiais de autoajuda padrão têm, na melhor das hipóteses, um pequeno efeito para ajudar as pessoas a deixar de fumar, enquanto os materiais adaptados às caraterísticas dos indivíduos têm maior probabilidade de serem eficazes (Livingstone-Banks 2019a). O aconselhamento telefónico pode complementar o apoio presencial ou substituí-lo como complemento das intervenções de autoajuda ou da farmacoterapia. O aconselhamento pode ser útil para planear uma tentativa de deixar de fumar e para ajudar a prevenir recaídas durante o período inicial de abstinência (Livingstone-Banks 2019b). Embora as intervenções presenciais intensivas aumentem as taxas de abandono do tabaco, existem dificuldades de escalabilidade. O aconselhamento telefónico pode ser uma forma mais viável de fornecer aconselhamento individual a grandes populações. Além disso, o contacto telefónico pode ser programado para maximizar o nível de apoio em torno de uma data planeada para deixar de fumar, e pode ser agendado em resposta às necessidades do destinatário. Numa abordagem proactiva, o conselheiro inicia uma ou mais chamadas para prestar apoio na tentativa de deixar de fumar ou evitar uma recaída. O aconselhamento reativo, pelo contrário, é disponibilizado a pedido das pessoas que telefonam para serviços específicos: linhas de apoio, linhas de apoio ou linhas diretas. Estes serviços recebem chamadas de pessoas que fumam, ou dos seus amigos e familiares (Zhu 2006). Estes serviços telefónicos podem oferecer informações, mensagens gravadas, aconselhamento pessoal ou uma mistura de componentes (Anderson 2007; Ossip-Klein 2003).

Os serviços de aconselhamento telefónico têm o potencial de proporcionar acesso à informação a um grande número de pessoas. Alguns serviços referem que atingem proporções substanciais da população-alvo (Ossip-Klein 1991; Platt 1997). Têm potencial para chegar a populações mal servidas, como as minorias étnicas (Zhu 2000a) ou os jovens (Chan 2008; Gilbert 2005).

O aconselhamento telefónico é uma intervenção muito utilizada para deixar de fumar e é frequentemente apoiada por fundos públicos. Por conseguinte, é importante avaliar os seus efeitos, bem como as diferentes variações do aconselhamento telefónico que podem ter impacto nas taxas de abandono do tabagismo.

Terapia de aversão

Os métodos de aversão têm sido utilizados na tentativa de modificar uma série de perturbações comportamentais, como as dependências, o excesso de comida e as parafilias (Davison 1994). Estes métodos baseiam-se em descobertas originárias de experiências de "condicionamento clássico" em animais, que confirmam a intuição de senso comum de que a adição de um estímulo desagradável (aversivo) a um estímulo atraente ou a um comportamento reduz a atratividade do estímulo e pode extinguir o comportamento. O primeiro relato da utilização de um método de aversão com fumadores parece ter sido um artigo de Wilde, de 1964, sobre soprar fumo quente na cara dos indivíduos enquanto estes fumavam (Wilde 1964). Depois disso, foram desenvolvidos vários outros procedimentos de aversão.[53] A terapia de aversão baseia-se no emparelhamento do acontecimento "agradável" com um estímulo físico desagradável. Pode ser considerada como uma forma de terapia comportamental destinada a corrigir certos comportamentos, como a dependência (por exemplo, do cigarro) ou a alimentação excessiva. Neste contexto, a técnica mais conhecida é a do consumo rápido e crescente de cigarros, com o objetivo de dar uma passa a cada 6-10 s. Ao fim de 3 minutos, geralmente, o fumador atinge o ponto em que a náusea se desenvolve. Alguns fumadores precisam de três cigarros neste período. Esta "ligeira" sobredosagem de nicotina (tonturas, náuseas, vómitos) destina-se a desenvolver a aversão. Atualmente, estes métodos são pouco utilizados e podem mesmo ser perigosos para os pacientes de risco (doença coronária, etc.), embora exista também uma opinião contrária. Assim que os sintomas de sobredosagem desaparecerem, o procedimento pode ser repetido, tendo sido relatadas 3 a 10 sessões em diferentes estudos. Na medida do possível, os fumadores não devem fumar entre as sessões.

Estratégias de comunicação nos meios de comunicação social

Nos últimos 10-15 anos, foram feitas várias tentativas através dos meios de comunicação social para influenciar o comportamento tabágico da população em geral. Para o efeito, foram utilizados os seguintes formatos de meios de comunicação social: televisão, cinema, emissões de rádio, imprensa escrita de todos os tipos, cartazes, conversas pessoais, linhas de apoio aos fumadores e até correio direto pessoal. Estas campanhas transmitiram informações factuais ou assumiram a forma de apelos; utilizaram igualmente uma estratégia de contrapropaganda, equivalente a uma condenação das estratégias de marketing da indústria tabaqueira. Para avaliar a utilidade de tais métodos, o ponto decisivo é, evidentemente, a cessação do tabagismo (ou, pelo menos, uma redução definitiva do consumo de tabaco) durante um período de vários meses (6 meses).

Ao citar uma série de campanhas deste tipo no passado, a atenção centrar-se-á principalmente na Austrália e no Reino Unido

• Na Austrália, a campanha intitulada "Every cigarette is doing you damage" ganhou reconhecimento internacional porque utilizou anúncios televisivos contundentes, em conjunto com emissões de rádio, outdoors e anúncios de página inteira em revistas, para descrever as consequências adversas do consumo de tabaco. Os resultados positivos iniciais foram mais evidentes entre os adolescentes (14-17 anos), apesar de este grupo não fazer parte do público-alvo pretendido; no entanto, 67% deles foram motivados a deixar de fumar. A prevalência média nacional de fumadores baixou 1,7% (de 23,5 para 21,8%). A campanha foi novamente realizada em Singapura, com ligeiras alterações

A campanha de John Cleese contou com a participação deste famoso ator cómico para estimular o interesse dos fumadores com idades compreendidas entre os 25 e os 44 anos; procurou promover a cessação do tabagismo através da apresentação de mensagens sérias (por exemplo, "Fumar pode matar", "Fumar prejudica os seus filhos", "Fumar não é a única forma de se divertir") de uma forma humorística. A campanha foi apoiada por uma linha telefónica de apoio. Na sequência da campanha, a prevalência do tabagismo diminuiu 1,2% (de 28,0 para 26,8%) num período de 3 anos (19921995)

• O grupo-alvo da "Campanha Break Free" era constituído por fumadores que já estavam a pensar seriamente em deixar de fumar. O slogan "You can be free" foi apresentado na televisão. Esta campanha, que durou dois anos, teve um êxito mínimo, o que se reflecte no facto de uma grande parte do público-alvo já não se lembrar dos anúncios e de apenas 49% acreditarem que poderiam ser motivados a deixar de fumar através destas campanhas

• A campanha "Quit for Life" utilizou anúncios televisivos e radiofónicos para transmitir mensagens destinadas a incentivar a cessação do tabagismo, principalmente com conselhos práticos sobre como deixar de fumar. Apesar de um pré-teste positivo, os anúncios televisivos não foram suficientemente fortes para estimular os fumadores a agir, ao passo que os anúncios radiofónicos foram recebidos de forma mais favorável

• A campanha "Testemunhos", que decorreu entre 1997 e 1999, recorreu a fumadores mais velhos para falarem aos fumadores mais novos sobre as suas doenças relacionadas com o tabaco, na esperança de que os fumadores mais novos se apercebessem das consequências futuras do tabagismo. Anúncios especiais na televisão também chamaram a atenção das mulheres fumadoras para estes problemas. Os inquéritos revelaram que 72% das mulheres concordaram que os anúncios se destinavam a pessoas como elas e 67% afirmaram que os anúncios as fizeram tomar consciência dos possíveis riscos para a saúde decorrentes do consumo de tabaco. Os anúncios não foram eficazes entre as fumadoras mais jovens (16-24 anos).[1]

Hipnose

A hipnoterapia foi reconhecida como uma ferramenta terapêutica por grupos médicos profissionais em vários países durante muitos anos (Kirsch 1995). A investigação clínica sobre hipnoterapia é limitada, mas tem sido relatado algum sucesso na redução de sintomas na síndrome do intestino irritável (Whorwell 1991), asma (Morrison 1988) e dor crónica (Hart 1994), e na melhoria da qualidade de vida em doentes com cancro (Newton 1982). Existe, no entanto, pouco consenso sobre a forma como a hipnoterapia pode induzir estes efeitos. Reconhece-se também que o sucesso do tratamento pode ser influenciado por outros factores, como a relação de transferência entre o paciente e o terapeuta e a "hipnotisabilidade" dos sujeitos (Perry 1979). A justificação potencial para a hipnoterapia ser uma ajuda útil para deixar de fumar é que, ao atuar sobre os impulsos subjacentes, pode enfraquecer o desejo de fumar, reforçar a vontade de parar ou melhorar a capacidade de se concentrar num programa de tratamento, aumentando a concentração (Spiegel 1993). Têm sido utilizadas muitas técnicas diferentes de hipnoterapia, mas as abordagens mais frequentemente utilizadas são variantes do método "uma sessão, três pontos" desenvolvido por Spiegel. Este método tenta modificar as percepções dos pacientes sobre o tabagismo, utilizando o potencial da hipnoterapia para induzir uma concentração profunda. Durante a sessão, o fumador é instruído no sentido de que: a) fumar é um veneno, b) o corpo tem direito a proteção contra o fumo, e c) há vantagens na vida como não fumador (Spiegel 1970). Esta abordagem também inclui treino em auto-hipnose, que alguns consideram ser tão importante como a hipnose efectuada por um terapeuta (Katz 1980). A auto-hipnose pode ser usada à vontade pela pessoa que está a tentar deixar de fumar; além disso, a adesão pode ser maior e os custos mais baixos porque só é necessária uma sessão. Em estudos não controlados, este método está associado a taxas de abstinência de seis meses entre 20% e 35% (Spiegel 1993a).

A hipnose é uma técnica sugestiva que tem por objetivo superar os sintomas de abstinência a curto prazo e anular os estímulos para fumar. A hipnoterapia não tem qualquer capacidade para prevenir a recaída e não tem qualquer consequência para lidar com os desejos. A hipnoterapia foi investigada em 10 estudos, mas em nenhum deles foram medidos marcadores bioquímicos (nicotina, cotinina, CO, etc.), pelo que as taxas de sucesso declaradas pelos ex-fumadores (em muitos casos, a informação foi obtida apenas por telefone) devem ser classificadas como incertas. Estudos mais antigos e não controlados referiram também repetidamente taxas de sucesso de abstinência que atingiram 50% num período de 6 a 12 meses, mas também neste caso não foram incluídos marcadores bioquímicos. Durante um período de observação de 6 meses, a hipnoterapia para promover a cessação tabágica não se revelou mais eficaz do que os programas sem intervenções. Os estudos que referem taxas de sucesso mais elevadas para a hipnoterapia, em comparação com os grupos sem intervenção, apresentam deficiências metodológicas, em especial porque os efeitos da hipnoterapia podem ser bastante inespecíficos: de um modo geral, a avaliação de tais estudos é complicada pela heterogeneidade dos resultados. Os efeitos muito significativos da hipnoterapia num estudo anterior devem-se à ausência de um grupo de controlo.[1]

Acupunctura

A acupunctura é uma das antigas terapias não farmacêuticas, é largamente aceite na China e é utilizada há mais de 2000 anos para o tratamento da dor, acidentes vasculares cerebrais, doenças neuropsiquiátricas, etc. Em 1973, a acupunctura foi utilizada pela primeira vez para a cessação do tabagismo em Hong Kong.[19] A acupunctura é uma terapia tradicional chinesa que utiliza geralmente agulhas finas inseridas através da pele em pontos específicos do corpo. As agulhas podem ser estimuladas manualmente ou através de uma corrente eléctrica (electroacupunctura). As terapias relacionadas, em que os pontos são estimulados sem a utilização de agulhas, incluem a acupressão, a terapia laser e a estimulação eléctrica. As agulhas e a acupressão podem ser utilizadas apenas durante as sessões de tratamento, ou a estimulação contínua pode ser fornecida através da utilização de agulhas, pérolas ou sementes fixadas aos pontos de acupressão. Estas terapias têm como objetivo reduzir os sintomas de abstinência que as pessoas sentem quando tentam deixar de fumar.[20] A terapia da Medicina Tradicional Chinesa (MTC), que inclui acupressão auricular, acupunctura corporal, acupunctura auricular, fórmulas à base de plantas, etc., é amplamente utilizada para ajudar a deixar de fumar. A acupunctura desempenha um papel terapêutico através da regulação dos órgãos internos e dos meridianos e tem as vantagens de uma operação simples, poucos efeitos secundários e despesas reduzidas. A acupunctura desempenha um papel importante no domínio da cessação tabágica, suprimindo a dependência e eliminando os sintomas de abstinência.

Numa revisão de 18 estudos sobre a eficácia da acupunctura, apenas um mostrou um efeito significativo após 12 meses (OR = 2,44; IC: 1,15-5,20). Numa comparação de 18 estudos utilizando critérios rigorosos, a acupunctura não foi superior à acupunctura simulada em termos de cessação tabágica (OR = 1,22; IC: 0,991,49 após alguns dias; OR = 1,38; IC: 0,90-2,11 após 6 meses; e OR = 1,02; IC: 0,72-1,43 após 12 meses). Além disso, numa comparação com outros métodos de cessação tabágica, os rácios de probabilidade foram semelhantes (OR = 0,80-1,05) para os melhores e piores resultados. A comparação da acupunctura com outras intervenções para a promoção da cessação tabágica não revelou diferenças nos resultados em nenhum momento 10.12 Gravidez 303point. A acupunctura pareceu ser superior a nenhuma intervenção em termos de resultados precoces (OR = 5,88; IC: 2,66-13,01), mas este efeito não pôde ser confirmado após 6 meses (OR = 0,99; IC: 0,30-3,24). As diferenças na técnica de acupunctura (auricular vs. outra localização corporal) também não tiveram efeito nas taxas de sucesso. Resta saber se a acupunctura é útil durante a fase aguda de abstinência.

• O aconselhamento dos fumadores por um médico ou por outros profissionais de saúde com formação é uma componente essencial da cessação tabágica.

• Os programas de terapia comportamental revelaram-se eficazes em termos de aconselhamento e tratamento não farmacológico, devendo também ser utilizados em mulheres grávidas.

• As campanhas nos meios de comunicação social atingem segmentos mais vastos da população, mas diferem muito em termos de eficácia, e o custo financeiro das despesas com os meios de comunicação social pode ser considerável. Os projectos deste tipo devem, por conseguinte, ser discutidos caso a caso antes de ser tomada a decisão de os implementar.

˙ Tal como muitas outras intervenções, a hipnoterapia e a acupunctura podem ser eficazes em fumadores individuais. No entanto, de um modo geral, os resultados do tratamento na literatura publicada não satisfazem os critérios de eficácia da medicina baseada na evidência.[1]

REFERÊNCIAS

1. Haustein K O.Tobacco or Health-Physiological and Social damages caused by Tobacco Smoking.1st ed.Berlin:Springer Publication;2001:p.289-302

2. Marya CM. Um livro de texto de odontologia de saúde pública. 1.ª ed. Nova Deli: JP Medical Ltd; 2011. Capítulo 12: Epidemiologia, Etiologia e Prevenção do Cancro Oral p. 126-42.

3. Ministério da Saúde e do Bem-Estar Familiar da Índia. Diretrizes nacionais para a cessação do tabagismo. Diretrizes para o tratamento da dependência do tabaco.Nova Deli, Índia.2011:3-18

4. Denison E, Underland V, Mosdol A, Vist G. Cognitive Therapies for Smoking Cessation (Terapias Cognitivas para a Cessação do Tabagismo): Uma Revisão Sistemática. Cochrane Database Syst Rev.2014;1:4-6.

5. Roberts NJ, Kerr SM, Smith SM. Intervenções comportamentais associadas à cessação do tabagismo no tratamento do consumo de tabaco. Health Serv Insights. 2013;6(3):79-85.

6. Heckman CJ, Egleston BL, Hofmann MT. Efficacy of motivational interviewing for smoking cessation: a systematic review and meta-analysis (Eficácia da entrevista motivacional para a cessação tabágica: uma revisão sistemática e meta-análise). Tob Control. 2010;19(5):410- 416.

7. Catley D, Goggin K, Harris KJ, et al. A Randomized Trial of Motivational Interviewing: Cessation Induction Among Smokers With Low Desire to Quit. Am J Prev Med. 2016;50(5):573-583.

8. Centro de Tratamento da Toxicodependência. Enhancing Motivation for Change in Substance Abuse Treatment (Reforçar a motivação para a mudança no tratamento da toxicodependência). Relatório sobre a Entrevista Motivacional como Estilo de Aconselhamento. Rockwille, Estados Unidos: 1999.p.112-26

9. Brown RA, Ramsey SE, Strong DR, et al. Effects of motivational interviewing on smoking cessation in adolescents with psychiatric disorders (Efeitos da entrevista motivacional na cessação tabágica em adolescentes com perturbações psiquiátricas). Tob Control. 2003;12(4):3-10.

10. Norris AR, Estes Miller J. Entrevista motivacional ou aconselhamento, terapias

médicas ou nenhuma intervenção para melhorar a cessação do tabaco em adultos e adolescentes. J Okla State Med Assoc. 2017;10(3):142-143.

11. Matkin W, Ordóñez-Mena JM, Hartmann-Boyce J. Aconselhamento telefónico para a cessação do tabagismo. Cochrane Database Syst Rev. 2019;1:3-5.

12. Hajek P, Stead LF. Aversive smoking for smoking cessation. Cochrane Database Syst Rev. 2004;1:2-4.

13. Barnes J, McRobbie H, Dong CY, Walker N, Hartmann-Boyce J. Hipnoterapia para a cessação do tabagismo. Cochrane Database Syst Rev.2019;1:2-5.

14. Wang YY, Liu Z, Chen F, et al. Efeitos da acupuntura no desejo após a cessação do tabaco: um estudo de fMRI em estado de repouso baseado na amplitude fracionária da flutuação de baixa frequência. Quant Imaging Med Surg. 2019;9(6):1118-1125.

15. White AR, Rampes H, Liu JP, Stead LF, Campbell J. Acupunctura e intervenções relacionadas para a cessação do tabagismo. Cochrane Database Syst Rev. 2014;1:9-10.

16. Wang JH, van Haselen R, Wang M, et al. Acupunctura para a cessação tabágica: Uma revisão sistemática e meta-análise de 24 ensaios aleatórios controlados. Tob Induc Dis. 2019;17(5):48-50.

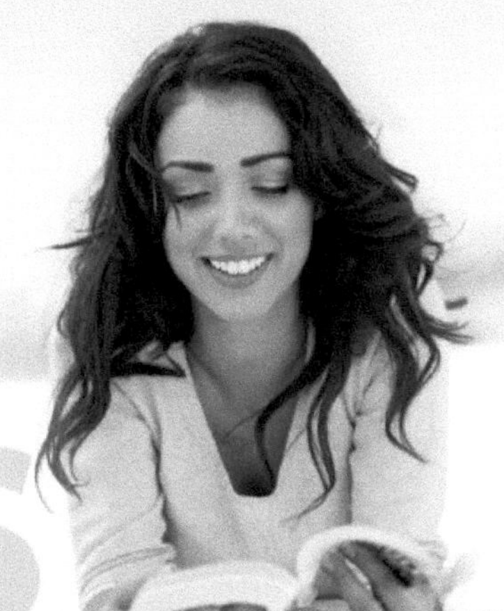

yes I want morebooks!

Buy your books fast and straightforward online - at one of world's fastest growing online book stores! Environmentally sound due to Print-on-Demand technologies.

Buy your books online at
www.morebooks.shop

Compre os seus livros mais rápido e diretamente na internet, em uma das livrarias on-line com o maior crescimento no mundo! Produção que protege o meio ambiente através das tecnologias de impressão sob demanda.

Compre os seus livros on-line em
www.morebooks.shop

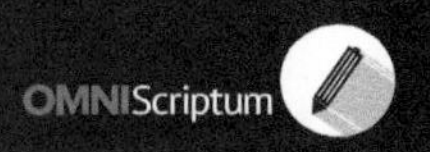

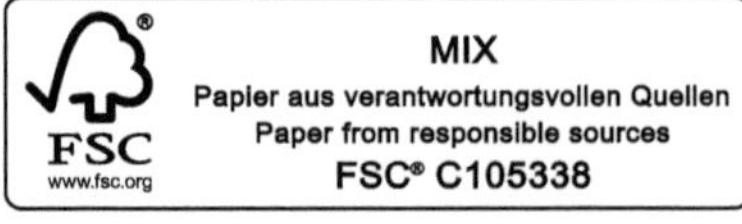
MIX
Papier aus verantwortungsvollen Quellen
Paper from responsible sources
FSC® C105338
FSC
www.fsc.org

Printed by Books on Demand GmbH, Norderstedt / Germany